JN149783

終活のための

メンタルトレーニング

～病気・痛み・死に心穏やかに臨み
理想的な人生の幕引きを試みる～

著者：**志賀一雅**
トレーニング指導：住友大我
監修：一般社団法人メンタルウェルネストレーニング協会

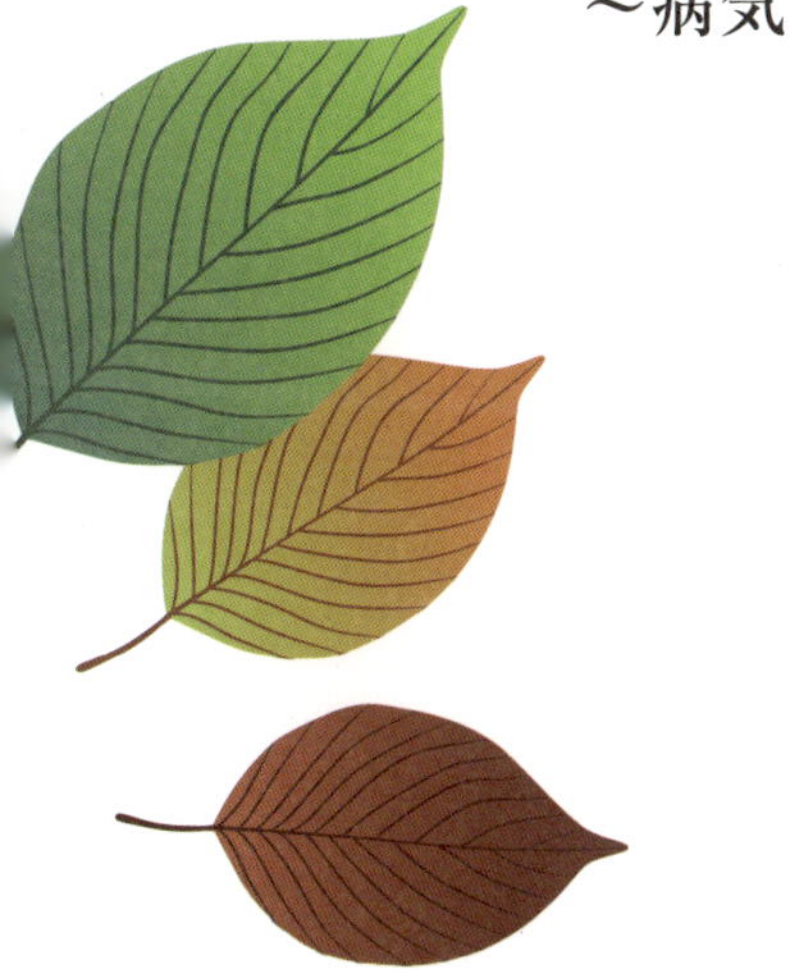

エコー出版

はじめに

志賀一雅です。終活のためのメンタルトレーニングという、いささか変わったプログラムを提案いたします。遠からずこの世を去る自覚をして、それまでの間、どのような心構えと準備をすれば良いかという思いをお持ちの方に提案する内容です。

「終活のためのメンタルトレーニング」への準備として、まず皆さんにお勧めしたいのは「内観」という行です。

http://naikanhou.com/

「内観」とは、簡単に言うと、生まれてから現在までの自分の人生を3年とか5年ごとに区切って、その間に出会った人に対して、「してもらった事」、「してあげた事」、「迷惑をかけた事」の3つを調べて行くものです。そこでは、良いとか悪いとかの判断をするのではなく、事実だけを調べるのが大切なのですが、これを1週間繰り返します。

すると、どれだけ他人のお世話になって来たかということが事実として分かるのです。その結果、脳の中では喜びが湧き出て来て、脳科学的な表現で言えばドーパミン作動系の神経回路が活性になって、ドーパミンという神経ホルモンが分泌されます。それにつられて、「ありがとう」という感謝の気持ちが自然と湧き出て来るようになります。

どうやら脳というのは、どうすればドーパミンが出るかと試行錯誤しているようなのです。理想としては、喜びや満足、感謝の連続であれば良い訳ですが、現実には中々そうはいかず、恨みや怒りの状態が続くことで、病気や怪我をしてしまいます。

今現在、たとえば、ご両親やご兄弟など身近な人に対して怒りや不満をお持ちの方もいらっしゃるかも知れません。しかし、幼児期においては、逆に喜びや感謝を抱いたことも多くあったはずです。その体験を、もう一度思い出してみましょう。そして、その思いを言葉に変えて、「よかった、ありがとう」と思えば、きっと、喜びや感謝のお釣りが出ると思います。また、喧嘩別れをしてしまった人がいる場合は、たとえ相手が悪いとしても、心の中でお詫びしておきましょう。

私は、今年で80歳になります。父が81歳でこの世を去りましたので、そろそろ寿命かなと覚悟をしています。DNA的には、そろそろ寿命かなと覚悟をしています。死に対しては、人それぞれの捉え方があると思いますが、私個人としては、人生に一度しかないイベントですから、何も知らずにこの世を去るのはもったいないので、喜びと感謝の気持ちを味わいながら他界したいと思っています。そのためにも、突然の臨終を迎えるのではなく、メンタルにリハーサルしておくのが効果的です。

ご自身の人生を一つのドラマにたとえるなら、そのドラマの作者も演出家も、そして演者も自分自身ですので、自作自演のドラマです。出来るだけハッピーエンドで締めくくるためにも、この「終活のためのメンタルトレーニング」を実践して頂くとよろしいと思います。先ほども申しましたように、脳は満足を求めて生きるように作られていますので、ぜひ楽しんで実践してください。

目　次

はじめに

chapter 1　終活のすすめ

1. MWTでガンを克服
2. 高めた免疫力による不具合
3. 体内時計は正常に機能していた
4. なぜ「よかった、ありがとう」と思えたのか
5. 人生設計のすすめ
6. 非医学的療法を選んだ理由
7. 死は苦しいものという思い込み
8. 死を学ぶ機会の必要性
9. 死は人生を讃える静謐な時間
10. 穏やかな死を迎えるために～MWTのすすめ

chapter 2　メンタルウェルネストレーニング解説

1. メンタルウェルネストレーニングとは？
2. メンタルウェルネストレーニングは心を鍛える脳のトレーニング
～3つの脳力～
3. 意識とホルモンの関係
～満足感（ドーパミン）を強化する～

chapter 3 CD トラック解説

1．従病《しょうびょう》のためのMWT
2．痛みを気にならなくするためのMWT
3．リハビリ促進のためのMWT① ストレスの克服
4．リハビリ促進のためのMWT② 健康な睡眠
5．再発予防のためのMWT
6．前向きに生きるためのMWT① これからの人生
7．前向きに生きるためのMWT② 完治のイメージ
8．家族に贈るMWT
9．パートナーに贈るMWT
10．迷惑をかけた人へのMWT
11．迷惑をかけられた人へのMWT
12．穏やかな死を迎えるためのMWT① 最高の人生
13．穏やかな死を迎えるためのMWT② 地球の一員
14．穏やかな死を迎えるためのMWT③ ハッピーエンド

chapter 4 CD 読み上げマニュアル

1．従病《しょうびょう》のためのMWT
2．痛みを気にならなくするためのMWT
3．リハビリ促進のためのMWT① ストレスの克服
4．リハビリ促進のためのMWT② 健康な睡眠
5．再発予防のためのMWT
6．前向きに生きるためのMWT① これからの人生
7．前向きに生きるためのMWT② 完治のイメージ
8．家族に贈るMWT
9．パートナーに贈るMWT
10．迷惑をかけた人へのMWT
11．迷惑をかけられた人へのMWT
12．穏やかな死を迎えるためのMWT① 最高の人生
13．穏やかな死を迎えるためのMWT② 地球の一員
14．穏やかな死を迎えるためのMWT③ ハッピーエンド

chapter 1

終活のすすめ

1. MWTでガンを克服

平成27年3月の健康診断で、私の大腸にステージ3Bの悪性腫瘍（ガン）が見つかりました。診断結果は余命半年、腸が詰まる寸前の状態でしたが、既に約束していることもありましたので、そこから2か月の時間をもらって自分の免疫力を高める方法を試みました。

メンタルウェルネストレーニング（MWT）の応用であるサイモントン療法、温熱療法、気功療法など、いわゆる非医学的療法です。

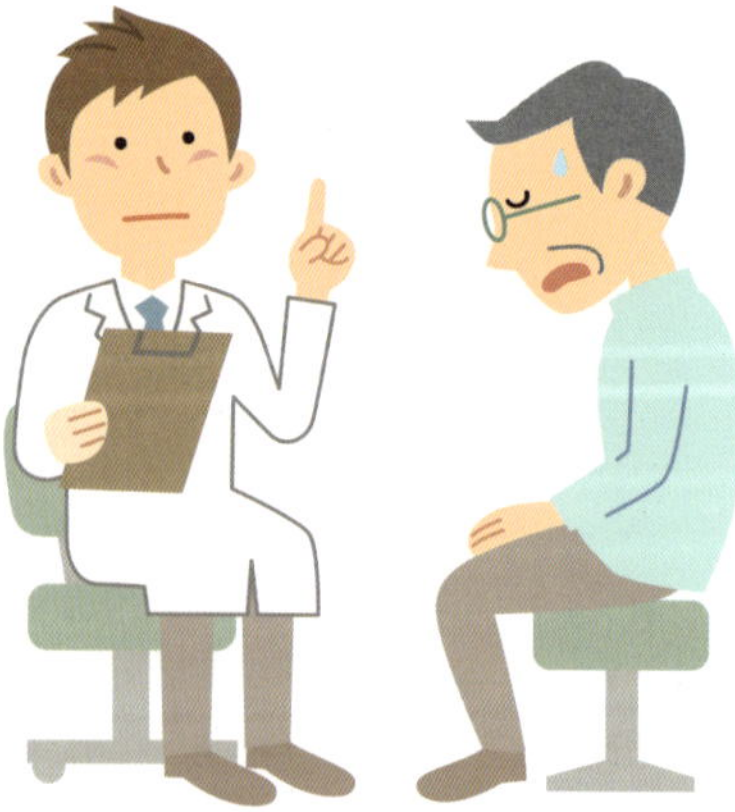

それらで状態が良くならなければ、最後は医学的な処置に委ねようと覚悟を決めていましたが、医者の見立ては、近いうちに苦しくなって病院に駆け込んで来るだろうというもの。ところが、私が再び病院を訪れたのは2か月後、しかも診断時と変わらない様子だったものですから、医者としては不思議に思ったようです。

個人的には、ガンが完全に消えていることを期待していたのですが、レントゲン写真には変わらず大きな腫瘍が写っていました。少し残念な気持ちもありましたが、自分で決めたことでもありますので、入院して患部を切除したところ、取り出したガン細胞の塊は全て壊死していたそうです。

抗ガン剤や放射線治療も一切行っていませんので、私自身の免疫力がガン細胞を殺したのだろうと思います。

その後、現在に至るまで再発もなく、メンタルウェルネストレーニング（ＭＷＴ）のおかげでガンは克服できているようです。

2. 高めた免疫力による不具合

ガンを克服して、めでたしめでたしと思っていた頃、今度は体のあちこちが痛くなり始めました。最初は、右側のお尻の奥に痛みが出たのですが、程なく、10歩くらい歩くと休まずにはいられないほどの痛みに変わりました。

痛みが出ても、少し休めば歩けるようになるとはいえ、状態は悪くなる一方。そこで、整形外科医を訪ねて原因を調べてみたところ、血液検査の結果から、リウマチの指標が高い、白血球の数値も高いということが分かりました。

おそらく、ガンを治すために免疫力を高めた結果、その反動として免疫力過剰で、今度は自分の正常細胞を攻撃するようになったということではないかと思います。

症状を抑えるために、ひとまず痛み止めの薬を処方されましたが、あくまでも当座凌ぎの手段です。そこで、更に詳しく調べるためにＭＲＩ検査を受診しました。ただ、こちらでも、はっきりとした原因は見つからず、軽度の脊柱管狭窄が見られるくらい。だから、神経が圧迫されて痛みを作り出しているのだろうという診断結果でした。

脊柱管狭窄に対する医学的処置は、手術、神経ブロック、免疫抑制剤など色々とあるようです。しかし、どれも私が好きな方法ではありませんでしたので、ガンの時と同じように、もう一度、自分の治癒力を試してみようと思いました。

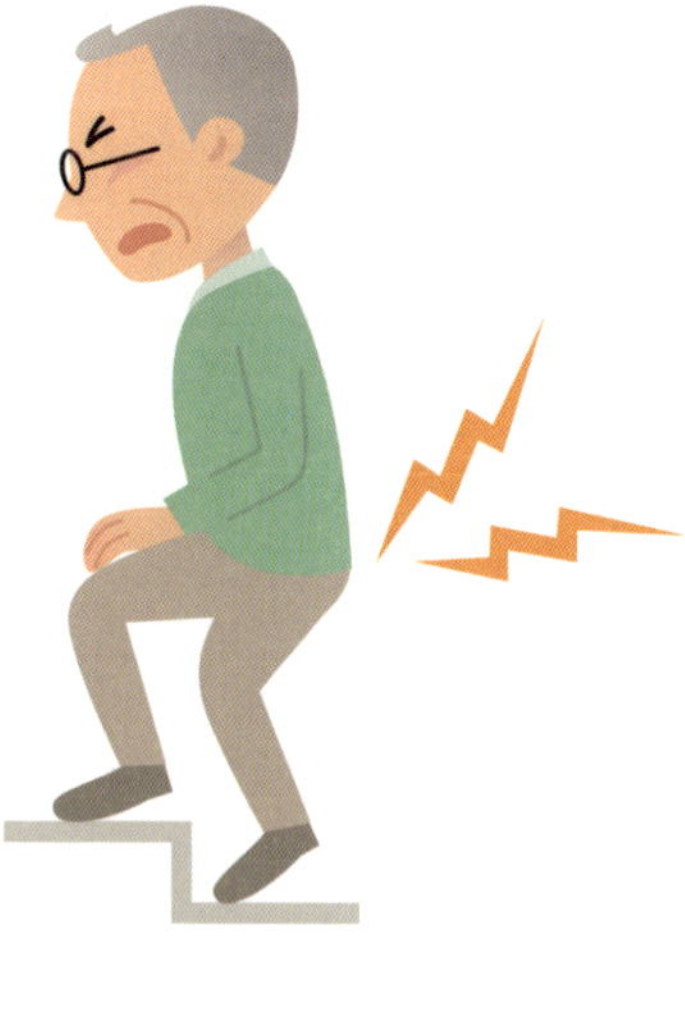

3．体内時計は正常に機能していた

実は、痛みは今でも続いているのですが、自分の感覚では状態が日に日に良くなっていることを実感しています。

当初、最も悩まされたのは睡眠で、あまりの激痛で夜中に何度も目が覚めてしまう日が続きました。

目が覚めると、痛みを堪えながら這うようにしてトイレに行くのですが、布団に戻っても痛みは消えませんので、そのまま我慢していると、また痛みが増して来る。とはいえ、どうにもしようがないですから、仕方なく、もう一度トイレに行くということを繰り返していました。

ところがある時、トイレとトイレの間で、ちょうど90分が経過していることに気が付きました。自分としては、それほど長い時間が経過しているとは思いもしませんでしたが、実は90分の無意識ゾーンがあったのです。

しかも、90分周期ですから、ちょうどレム睡眠の周期です。つまり、眠りが浅くなる周期に痛みを感じて目を覚ます。自分の体が正常に動いていることを確認できた瞬間でした。

もう一つ、私は普段あまり夢を見ないのですが、痛みがある時だけは夢を見た印象が残っていました。

規則正しい睡眠周期もあるし、夢も見られる。それに、激痛で目が覚めるということは生きている証でもあります。もともと、首から上は元気でしたから、そのことも含めて「よかった、ありがとう」という気持ちが自然に湧いて来ました。

4. なぜ「よかった、ありがとう」と思えたのか

苦しい状況でも「よかった、ありがとう」と思えたことは、正に日頃からメンタルウェルネストレーニング（ＭＷＴ）を続けていたからこその成果です。しかし、話はここで終わりません。

実は「よかった、ありがとう」という喜びと感謝の思いが湧いて来た翌日の晩から、激痛がばったりと治まったのです。

これは私なりの解釈ですが、喜びと感謝によって、脳の中で分泌される神経ホルモンが変わり、痛みが緩和されたというのが一つ目の理由。それから、Ａ11という脳の神経核の働きが活性化すると、痛みの情報をブロックするようになるので、そのおかげで痛みが抑えられたというのが二つ目の理由です。

痛みが最も激しい頃は、さすがにこの体も限界かなという思いが頭をよぎりました。しかし、こうして回復しつつある今日では、まだまだ使えるという思いが日増しに強まっています。

繰り返しますが、私が本気で死を意識する中で実践したことは「よかった、ありがとう」、本当にこれだけです。

ただし、普段は何もせず、苦しい瞬間だけ思ってみても、うまく行くことはないでしょう。やはり、日頃から着実に実践して脳の反射を作れているかどうかが、いざという時の決め手になるはずです。

5. 人生設計のすすめ

私は随分と昔から、25年ごとに3区分して人生75年という考え方を持っていました。最初の25年は、学校に通って勉強をして、色々な人の指導を受けながら自分を作り上げる期間です。

その分の借りは、次の25年、つまり50歳までに返して行く。ただし、自分で稼いで返すのは簡単ではないでしょうから、会社員として企業の中で働きながら社会に返す。

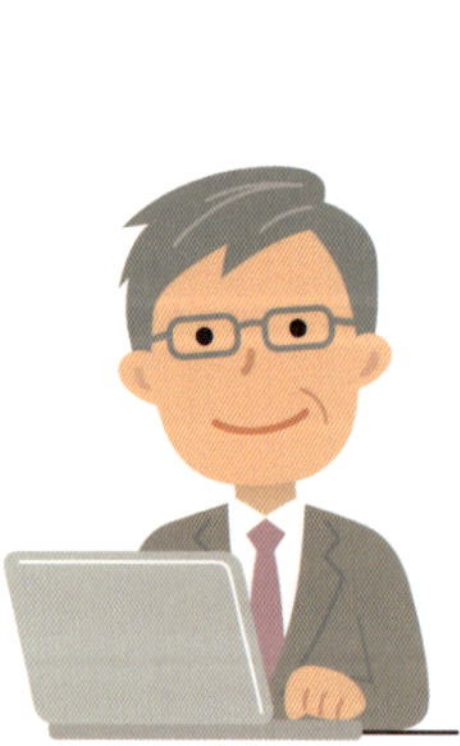

幸い、松下電器という収益の良い企業に勤めることが出来ましたので、たくさんの税金という形で返すことが出来たと思っています。

50年で貸し借りが無くなった後、残りの25年は自由に生きて、借りたものはなるべく早く返して帳尻を合わせながら75年で人生が終わる。大雑把なものですが、そのような人生設計を立てていました。

実際には少し早まりましたが、45歳で松下電器を辞めて、脳力開発研究所という自分の会社を作ることになります。小さな規模の会社ですが、出来るだけ税金を払えるように運用して行きたい、そのためにも収益を上げようということを考えていました。

今こうして振り返ってみると、ほぼ設計通りの人生です。

6．非医学的療法を選んだ理由

話は最初に戻りますが、悪性腫瘍（ガン）が見つかったのは77歳の時。自分の人生設計と照らし合わせると、もう終わりを迎える時期でした。

そこで、どう病気と向き合って行くかを考えた結果、仮に医学的な標準療法を受けたとしても、既に確立している統計データに一票を投じるだけで何の貢献にもならないと思いました。

それよりも、自分が長い間、他人に伝え続けて来たメンタルウェルネストレーニング（ＭＷＴ）などの非医学的療法を実践すれば、治っても治らなくても一つの貴重なデータになる訳です。

もちろん治れば、なぜ治ったかを解明するための材料になりますし、他の人の参考にもなる。そのようなことを考えて、手術までの2か月を猶予期間としてもらうことに決めました。

ですから皆さんも、おおよそで構いませんので、何歳くらいでこの世を去るかということを含めた人生設計を考えてみると良いと思います。それだけでも、一つの準備が整いますし、思ったよりも長く生きられた時に喜びや感謝を感じやすくもなるはずです。

もちろん、あまりに若くして亡くなるようなことを想定するのは無理がありますが、いざ終活という時の覚悟を決めやすくするためにも、一度じっくり考えてみることはとても大切な準備だと思います。

7. 死は苦しいものという思い込み

叶うことならば、死を意識しないうちに死にたい、楽に死にたいと思っている人も多いのではないでしょうか。死が辛く苦しいものであると仮定すれば、そのような気持ちも分からなくはありません。

しかし、生と同じように死も、生命体のプログラムとして最初から組み込まれているものです。したがって、死が一方的に苦しい現象であるという発想は、どうにも受け入れ難いところがあります。

いやいや、実際に苦しんでいる場面を見たことがあるし、辛そうな場面を見たこともある。そういう事実は、どう説明するのだという意見もあるかも知れません。

これは私の印象ですが、「死＝苦しい」というメンタルリハーサルを繰り返している人が多いように思います。その結果、無意識のうちに固定観念が形成されて、不安や苦しみに意識が向きやすくなっているのではないかと思うのです。

死が、プログラムされた自然な現象である以上、死を忌み嫌うのではなく、死に向かう過程も人生のサイクルの一部として受け入れることが重要です。

このCDブックに収録している音源は、人生最後の日々を喜びと感謝の気持ちで迎えられるようにという思いを込めて作成しました。死に対するイメージを良いものに変えるためにも、ぜひ実践してほしいと思います。

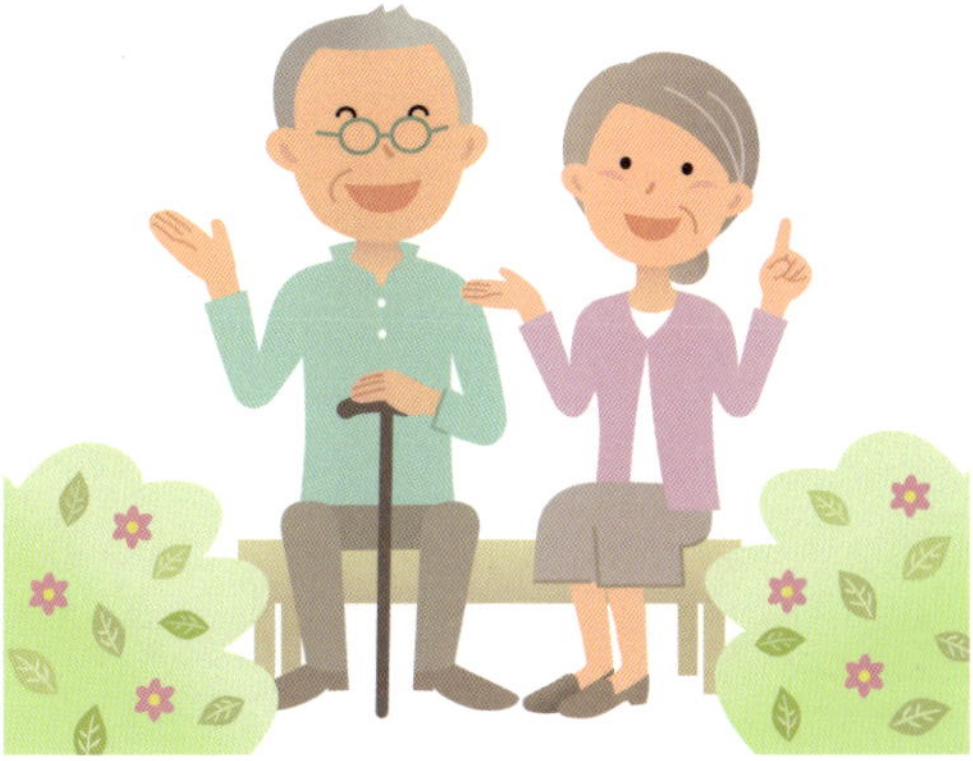

8．死を学ぶ機会の必要性

延命治療については、意見が分かれるところだと思います。ただ、延命することが、そのまま幸せを延長することに繋がるかというと、実際には苦しみを延ばしているケースも多いのではないかという気がしています。

また、健康な人と同じように栄養を摂ることが、死に向かう人の肉体には負担になってしまう、かえって苦しみをもたらしてしまうということを指摘する声もあります。

簡単に答えが出る問題ではありませんが、確実に言えることは、命には限界があるということです。

死に逝く側にしても、見送る側にしても、私たちは、死に際してどのように振る舞えば良いかを学ぶ機会がありません。唯一経験するのが、実際の死の場面です。

チベットでは、死後の世界は美しいところで、だから楽しみにしておくと良いけど、自分から行きたいと思うのはダメ。最も良いタイミングで呼んでもらえるから、その時まで待とうねというようなことを子どもに教えるのだそうです。

翻って、日本の場合はどうでしょうか。例えば、悪いことをすると地獄に落ちるなど、マイナス要素があるかどうかを気にさせるような、概して否定的な話が多いのではないでしょうか。そのことが、死に対するイメージを、苦しい恐ろしい、出来ることなら避けたいものとして固定化させているようにも思います。

9. 死は人生を讃える静謐な時間

見送る側、残される側の問題もあります。

大切な人の死に立ち会っている自分を想像してください。どうでしょう、嘆き悲しんでいる姿が思い浮かんで来た人も多いのではないでしょうか。

その気持ちが理解できない訳ではありませんし、否定するつもりもありません。

ただ、それは一種のエゴでもあると思うのです。

本来の死は、嘆き悲しむものではなく、讃美歌のように、死に逝く人を讃えて、おめでとうと送り出すものです。とはいえ、長年かけて構築したイメージを、すぐに変えるのは難しいところもあるでしょう。

そこで、せっかくこのCDブックを手にした訳ですから、この機会に、メンタルにリハーサルすることを提案します。もちろん、悲しい気持ちもあるとは思いますが、それでも、心からの笑顔で送り出せるように準備をしておくことは出来るはずです。また、死に逝く側としても、死は苦しいものではないというイメージを作っておきましょう。

ペットの死を経験したことがある人なら分かると思いますが、動物が死に逝く過程では、次第に物を食べなくなるなど、静かで穏やかな最期を迎えます。もちろん、嘆き悲しむこともありませんから、生命体は本来そのように作られていると思うのです。

10. 穏やかな死を迎えるために 〜MWTのすすめ

人間には想像力が備わっています。この想像力を、痛みと苦しみを伴って亡くなる側に使うことも出来ますが、喜びと感謝に包まれながら亡くなる側に使うことも出来ます。

私自身、激痛で何度も目を覚ましていた頃は、死とはこんなに辛いものなのか？いや、そんなはずはないなど、グルグルグルグル色々なことを考えてしまいました。しかし、そんな迷いを抱えていても回復することはありませんから、とにかく「よかった、ありがとう」と思ってみたところ、それを境に激痛が消えたということは先ほども書いた通りです。

痛みも脳の情報処理によって作られます。ですから、「よかった、ありがとう」と思いドーパミン作動系の神経回路を動かした結果、痛みが取り除かれたのではないかという私自身の実体験です。

脳は、日々学習しながら様々な反射を形成して行きます。本当に苦しい場面で、反射的に「よかった、ありがとう」と思えるかどうかは、日頃のトレーニング次第、つまり、自分次第ということです。

死んだ人以外、死そのものを経験することは出来ません。しかし、臨死体験者の話などから考えても、死は、痛みや苦しみで支配された現象ではなく、喜びと感謝が溢れ出る体験のようです。

もちろん、本当にそうなのかどうかは死ぬまで分かりません。でも、私はそうイメージして楽しみに待とうと思います。

臨終の場面を穏やかな気持ちで迎えるためにも、日頃からメンタルウェルネストレーニング（ＭＷＴ）を実践することをオススメします。

chapter 2

メンタルウェルネストレーニング解説

1．
メンタルウェルネストレーニングとは？

「メンタルウェルネストレーニング(Mental Wellness Training：略称MWT)」は、「メンタル」、「ウェルネス」、「トレーニング」の3つの言葉から成り立っています。

「メンタル」は「心」、「ウェルネス」は「健康」、「トレーニング」は「訓練」を表します。


現在、学校や企業、心療内科等で行われている「メンタルヘルスケア」は、「問題が起こってから対処する＝対症療法」が主です。

それに対して「メンタルウェルネストレーニング」は、「問題が起こる前に自力で予防する＝セルフケア」に重点を置いたプログラムであり、日常生活の中で、予防的かつ継続的に「自力で心身の調子を整える」ためのトレーニングです。

「ウェルネス」の「健康」には、「ヘルス」の「健康」よりも深い意味があるため、メンタルウェルネストレーニングは「生活科学として、心と体の運動を適宜日常生活に取り入れながら、心身ともに健康的に日々の暮らしを送るための訓練」と定義づけられます。

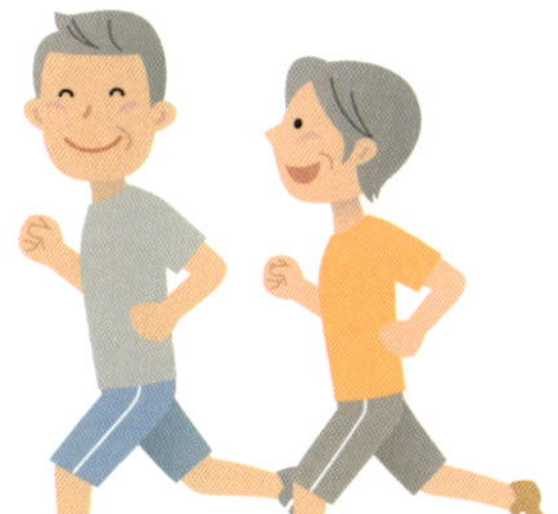

2.

メンタルウェルネストレーニングは心を鍛える脳のトレーニング

～3つの脳力～

現代科学は、「心は脳の働きによるものである」と結論づけていて、近年の脳科学の発展からも、そのことが次々と裏付けられています。したがって、メンタルウェルネストレーニングは、心を鍛えるために「脳の働きを良くするトレーニング」であると言うことも出来ます。

「脳の働き」には、日常生活をイキイキと快適に過ごすために重要なものがいくつかあります。そこで、それらの脳の働きを「3つの脳力」として、図1のようにまとめました。

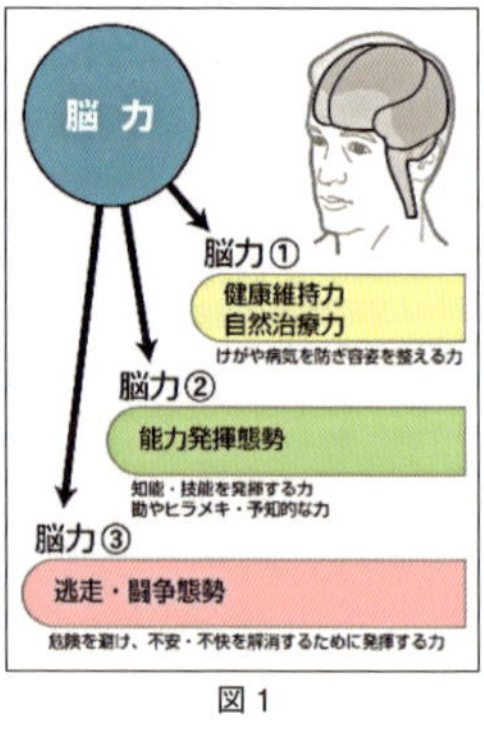

図1

脳力①は、健康維持力です。脳は、健康を維持するように、また、病気やケガをしないように、休みなく活動しています。仮に病気がちな人やケガが多い人は、この脳力①が、うまく働いていない可能性があります。

脳力②は、能力を発揮する部分です。勉強や練習などの弛まぬ努力で、さまざまな技能や知識を身に付けて行きます。しかし、いくら高い能力を身に付けても、それらを本番でうまく発揮できなければ宝の持ち腐れです。このように、本番で実力をフルに発揮できるかどうかは、脳力②に関わって来ます。

脳力③は、自分の命を守る本能の部分です。不安や危険を感じれば、脳は、身を守るための働きを優先的に発揮させます。例えば、素早く逃げるために内臓や皮膚、白血球の働きを犠牲にして、筋力が最大になるように調整する、いわゆる火事場の力は、脳力③に含まれます。

そして、不安や不満を感じると、脳力③が優先的に働き、脳力①や脳力②の働きが抑えられる脳の構造になっています。将来のことを心配したり、仕事や人間関係に不満を感じたりすると、知恵や意欲が出にくくなる、健康を損ねやすくなるなどの問題が発生します。

そこで、出来るだけ脳力③が働かずに、脳力①や脳力②が働きやすい脳のコンディションを整えることが、健康かつ知恵や意欲に溢れた状態を作ることに繋がります。

3.

意識とホルモンの関係

～満足感（ドーパミン）を強化する～

脳力③が働かず、脳力①や脳力②が働くためのキーワードですが、それは「満足感」です。

「満足感」を感じると、脳の中ではドーパミンという神経伝達物質が分泌されて、心と体がリラックスします。集中力や記憶力が高まることはもちろんですが、体の疲れが取れやすくなるため、ますます元気でやる気も高まるという好循環が生まれます。

メンタルウェルネストレーニングを実践すると、この「満足感」を感じやすくなり、「暗く否定的な意識」を「明るく肯定的な意識」に変えることが出来るようになります。

逆に、「満足感」を得られず、「不安」や「不満」が多い状態ですと、脳の中ではノルアドレナリンという神経伝達物質が分泌されて、心も体も緊張してしまいます。当然、緊張したままでは、試合や試験、発表など、本番で実力を発揮することが難しくなります。また、この状態が長引くと、心身ともに疲れやすく、病気に罹りやすくもなります。

　したがって、どのような状況でも「不安」や「不満」など「暗く否定的な意識」ではなく、「期待」や「満足」など「明るく肯定的な意識」が高まりやすくするために、日頃からメンタルウェルネストレーニングを実践しておくと良いでしょう。

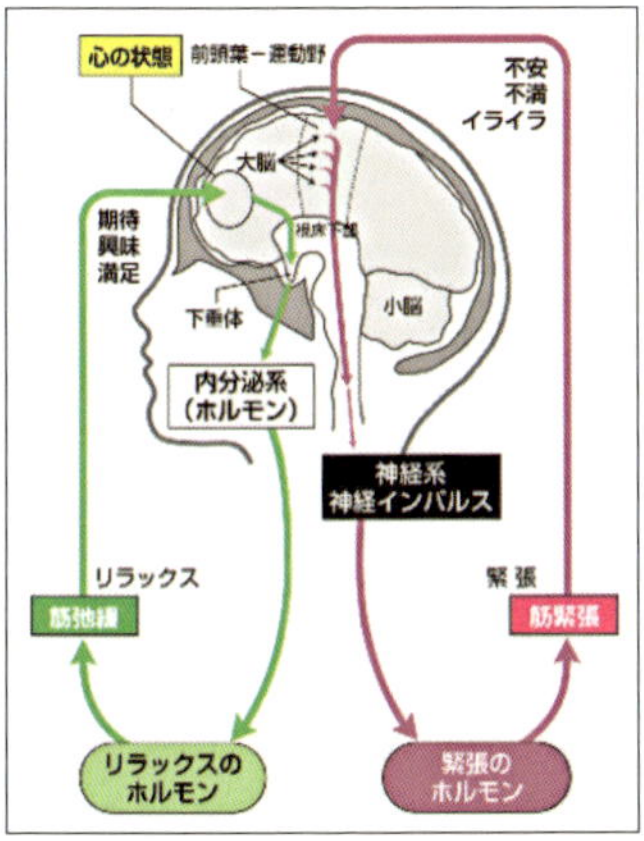

chapter 3

CDトラック解説

1．従病《しょうびょう》のためのメンタルウェルネストレーニング

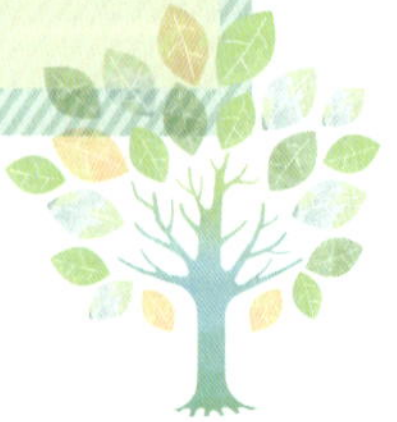

医学博士・工学博士である、神山五郎先生のご著書「従病《しょうびょう》という生き方」から頂いた考え方です。

病気は闘病で治す、つまり、薬などの医学的な処置をして治すというのが一般的な考え方だと思います。もちろん、それも大事ではあります。

でも、それに固執せず、病気になった因果関係に基づき、正せるものは正す、正せないものは仕方なしと受け入れて、その病と共に生きて行くという考え方もあることを教えられました。

私自身も今、リウマチ性の筋痛症で凄く苦しんでいます。でも、この苦しむ状態が私の日常であると受け入れて、あまりジタバタすることなく心穏やかに過ごしていると、苦しみの中に隠されている本質を見つけることが出来ますし、喜びも湧いて来ます。

そうした前向きな思いが、自律機能のバランスを整えて、自然治癒力を高めることにも繋がります。

現在、病を抱えている人であっても、仮にこのままでも自分の人生は満足であるという思いを実践してみましょう。

病を抱えている自分を否定せず、それも自分であると、あるがままに受け入れること。そこから初めて本当の意味で病気と向き合えるようになる。

2. 痛みが気にならなくなる メンタルウェルネストレーニング

２０１１年の厚生労働省の発表によると、日本全国で腰痛を抱えている人は、実に2,８００万人もいるそうです（およそ4人に1人）。ところが、その原因を病院で調べても、約8割の人は腰に悪いところが見つかりません。なぜかと言うと、その多くが精神性の腰痛だからです。

結局、痛みを作り出しているのは脳ですから、ストレスなどによって脳の情報処理が歪むと誤動作が多くなり、痛みが作られてしまいます。そこで、まず大切なのは、余計な心配をしないこと、嫌なことを気にしないこと、そして、満足な状態を想像することです。

見方を変えると、痛みを感じられるのは生きている証であり、より良く生きるためのメッセージでもあります。そこで、生きていて「よかった」、大切なことを教えてくれて「ありがとう」と思ってみましょう。

万が一不安を感じた時は「まぁいいか、なんとかなる、よくなる、きっとよくなる」と思うようにします。

私も、リウマチの激痛に対して実践しながら、日々効果を実感して来ました。メンタルウェルネストレーニングは、主にストレス緩和のプログラムですので、そのことが痛みの緩和にも役立ちます。

ストレスによる脳の歪みが痛みを作る（強くする）。
喜び、満足、感謝…
脳の働きを整えることが痛みの軽減にも繋がる。

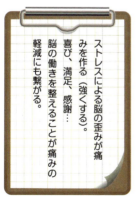

3．リハビリ促進のためのメンタルウェルネストレーニング① ストレスの克服

リハビリをしていると、面白味は少ないのに痛みが伴うことは多く、ストレスを感じがちだと思います。そこで、脳の特性を活かした方法が効果を発揮します。

脳は、実際体験と想像体験を区別することが出来ません。したがって、想像を満足感でしめくくると、その想像したことが満足感をもたらす体験として記憶され、モチベーションを高める効果があります。おいしそうなものを食べている場面を目にしたり想像したりすると、実際に食べに行きたくなったという経験があると思います。

このように、脳は実際体験と想像体験を区別することが出来ません。したがって、想像を満足感でしめくくると、その想像したことが満足感をもたらす体験として記憶され、モチベーションを高める効果があります。

この方法を用いて、いま実施しているリハビリが上手い具合に進み、痛みを感じることもなく、思うように体を動かせるようになった喜びを想像します。そうすると、日々のリハビリにも意欲が湧き出て来るはずです。

ストレスを感じるということは、新たな経験を通じて適応力を高めるチャンスとも考えられます。

ポイントは、期待感と満足感を循環させること。その結果、ストレスを克服するための自発的な行動が生まれやすくなり、リハビリの効果も促進されます。

行動に伴うストレスを克服するコツは上手く行ったイメージを喜びの感情と結び付けること。その結果、意欲が高まり自発的な行動が促される。

4. リハビリ促進のためのメンタルウェルネストレーニング② 健康な睡眠

健康な睡眠を取ることで、リハビリの効果も上がります。

ところが、眠ろうと思えば思うほど、眠れなくなるのが睡眠の難しいところ。特にリハビリ中であれば、色々なことを考えてリラックス出来ず、その結果、更に眠れなくなるという悪循環も生まれがちです。これでは、脳も休まりません。

そこで、布団の中ではあれこれ考えず、息を吸いながら「よかった」、息を吐きながら「ありがとう」と心の中で思うようにしてください。これを眠りに就くまで繰り返します。

ここで大事なのは、何が「よかった」のか、誰に「ありがとう」なのかを考えないことです。

とにかく、満足感と感謝の気持ちで眠りに就けば、健康な睡眠が元気や意欲をもたらし、リハビリの効果も促進され、巡り巡って睡眠の質も一段と高まるという好循環が生まれやすくなります。

息を吸いながら「よかった」、息を吐きながら「ありがとう」。これを眠る直前に行うことが健康な睡眠のコツ。

よい眠りがよい人生を作ると考えて日々実践あるのみ。

5．再発予防のためのメンタルウェルネストレーニング

病気が治って元気を取り戻したとしても、病気になった記憶から、再発の不安に襲われることがあるかも知れません。皮肉なことに、その思いが災いして、再発しやすいコンディションを作り出してしまうのが脳の特性でもあります。

したがって、病を克服した後は、いかに不安を抑えられるか、余計な心配をせずに過ごせるかということが重要になります。

そこで、不安が込み上げてきた時は「まぁいいか」と抑え、不安の感情に支配されないようにしましょう。そして、「何とかなる」と思えば、不安が膨らむのを抑えることが出来ます。その上で、「よくなる」「きっとよくなる」と思うと、本当に良くなって行くのです。

面白いことに、こうした思い方の練習を繰り返すと、どんなことが起きても反射的に「よかった」という思いが込み上げて来て、その理由も後付けで頭に浮かんで来るようになります。

私の場合も、この練習を続けていたおかげで、ガンと診断されて余命6か月と宣告されても、反射的に「よかった」と思えましたし、その理由も、たくさん頭に浮かんで来て気分爽快でした。

診断を受けてから既に2年が経過していますが、特に医学的な処置をすることなく、今でも元気に過ごしています。

健康な生活を続ける秘訣は、必要以上に心配することなく、毎日を明るく肯定的な気持ちで過ごすことにあります。これは、私自身が経験を通じて確信していることです。

不安が病（再発）を生む。不安に襲われた時は「まぁいいか」と抑えて「何とかなる」「よくなる」「きっとよくなる」と思うようにする。

6. 前向きに生きるためのメタルウェルネストレーニング① これからの人生

誰でも年を取ります。その過程で、家族に変化が起こり、自分の体調にも変化が出て、色々と気になることも増えて来るでしょう。

備えあれば患いなしで、何でも用心するに越したことはありませんが、その一方で、用心には切りがありません。足りないことや失われることに捕らわれていると、心ここにあらずで、人生そのものも心配事だらけになってしまいます。

脳の構造から考えても、余計な心配はせず、むしろ楽しいことを想像して喜びや満足感に浸る方が、充実した人生に繋がりやすくなります。当然、心身の健康も実現しやすくなるはずです。

そこで、心から幸せと思えるような、希望に満ちた状況を思い浮かべてみます。何ものにも捕らわれることなく、自由に発想してみましょう。

年齢に関わらず、どのような人生を送るにしても大切なことは、自分の人生の主役が自分自身であることを理解して、主体性を持って生きることです。

不安よりも期待を高めやすくするトレーニング。自力ではどうしようもないことに拘らないのも主体的に生きるためには重要。

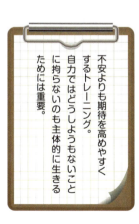

7. 前向きに生きるためのメンタルウェルネストレーニング② 完治のイメージ

人間は、色々なイメージを思い浮かべることが出来ます。もちろん、それは単なる想像ですが、そこに喜びの感情が結び付くと、その想像を実現しようとして、脳は盛んに活動を始めます。メカニズムを解説すると、喜びの感情を伴うような心地よい気分の時には、意識と潜在意識を繋げる神経回路が働き、意識的な想像が無意識行動に影響を与え易くなるからと考えられます。

簡単に言えば、想像するだけで楽しい気分になることには積極的になれるし、嫌な気分になることには消極的になってしまうということです。

脳のこの特性を活かして、病気が完治したイメージを思い描いてみましょう。眠る直前に実践すると効果的です。

息を吸いながら「よかった」、息を吐きながら「ありがとう」で眠りに就くのは大前提ですが、そこに完治したイメージを付け加えます。そして、そのまま眠りに就くと、ＲＥＭ睡眠の時に脳は活発に活動して、全身の細胞がイメージの影響を受けるようです。

日中に実践すると、多くの刺激が入って来てイメージが複雑になると思いますので、やはり睡眠前が効果的でしょう。

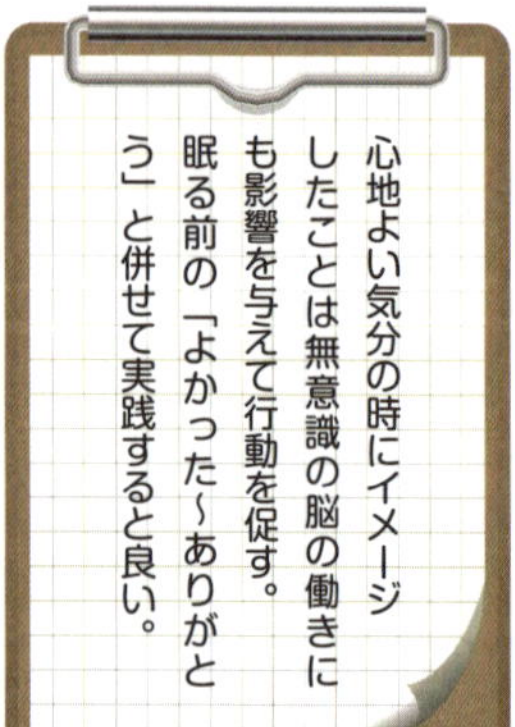

心地よい気分の時にイメージしたことは無意識の脳の働きにも影響を与えて行動を促す。眠る前の「よかった～ありがとう」と併せて実践すると良い。

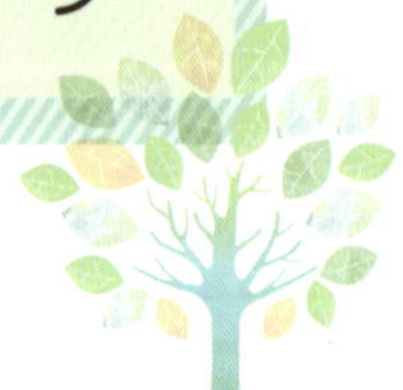

8. 家族に贈る メンタルウェルネストレーニング

日頃から、家族とのコミュニケーションを密に交わしていますか？離れた距離で生活している場合、つい連絡を怠ってしまうことも多いのではないでしょうか。

家族だからと甘えて、無理を言ったりワガママをしたり、一緒の時間を過ごせる喜びも感謝も薄れがちということもあると思います。

また、仮に喜びと感謝を感じていたとしても、面と向かうと照れくささを感じて、素直な気持ちを表現する機会が少ないかも知れません。

でも、心の中で思うことは自由ですから、まずはイメージで自分の思いを伝えると良いでしょう。その思いは、日中の無意識行動に反映され、何気ない言葉や表情・動作を通じて相手に伝わるはずです。

このプログラムでは、あなたがこれまで家族にしてもらったこと、家族にしてあげたこと、家族に迷惑を掛けたことを思い出して行きます。

過去を振り返り、伝え切れていなかった自分の思いに気付くことを含めて、この家族の一員として生まれて来られたことに対する喜びと感謝を改めて実感してみましょう。

家族への感謝を直接伝えられれば理想的。照れくさくて難しいという場合、まずはイメージの中で自分と家族との関係を振り返ることからスタート。

9. パートナーに贈るメンタルウェルネストレーニング

パートナーは、両親や兄弟とは異なる特別な存在です。普段の生活では、最も近い距離にいることも多いでしょうから、当たり前の存在になりすぎて、愛情や感謝を伝えることが疎かになってしまうかも知れません。

もちろん、自分の思いを形にして、直接相手に伝えられることが理想ではありますが、どうしても照れくさくて難しいという場合、まずは心の中で、素直な気持ちを表現してください。

やがて、その思いが無意識行動にも影響して、実際に伝えたい気持ちが込み上げて来るでしょう。

同じ時代を生きて出会えた二人です。そこには、きっと特別な意味があるはずです。

パートナーがいたからこそ経験できたこと、成長できたこと、あなたの人生に大きな影響を与えた存在であることは間違いありません。

その思いをきちんと心に留めて、思いやりのある日々を過ごすようにしましょう。

思いやりは幸せをもたらす。
パートナーの存在から学び成長した経験も多いはず。
そのことへの感謝を常に心に留めておく。

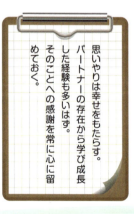

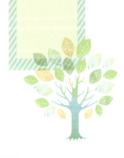

10．迷惑を掛けた人へのメンタルウェルネストレーニング

これまでの人生で、迷惑を掛けてしまった人がいると思います。直接会ってお詫びを伝えられれば良いのですが、躊躇したり、会うことが叶わない人もいるのではないでしょうか。

はっきりと思い出すことは出来なくても、脳の記憶回路が壊れない限り、情報は消えずに残っています。場合によっては、その記憶が、あなたの無意識行動に影響を与えているかも知れません。

そこで、せめて心の中だけでも、相手にお詫びを伝えておきましょう。このプログラムの中では、細かい出来事まで思い出す必要はありません。とにかく、自分の気持ちを素直に伝えられれば十分です。

そして、あなたの思いが受け入れられ、相手が笑顔で応じてくれている場面を想像します。

後ろめたい気落ちを抱えたままでは、心残りになってしまうこともあります。人生の終末を笑顔で迎えられるように、自分の気持ちをきちんと整理しておきましょう。

思い出せるということは多少なりとも気になっている証拠。イメージの中だけでも、きちんと気持ちを伝えて心残りを解消した方が、より良い終末を迎えられるはず。

11．迷惑を掛けられた人へのメンタルウェルネストレーニング

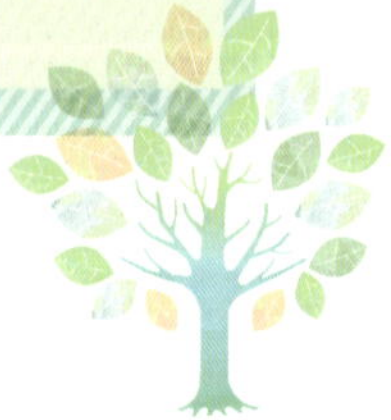

迷惑を掛けられた人に対して、恨みを晴らすことが出来れば、その場ではスッキリするかも知れません。でもきっと、心のウヤムヤは残ったままだと思います。

そこで、少なくとも脳の情報はクリアにしておきましょう。

そのために必要なのは、迷惑を掛けられた人を許すこと。まずは、心の中だけでも寛容になりましょう。

でも、どうにも腹が立つし、とてもそんな気にはなれないという人もいると思います。その気持ちも分かりますが、むしろ、そういう人にこそ取り組んで欲しいプログラムです。

仮に恨みを抱いたままこの世を去れば、脳の中ではケンカをしたまま。二度と解決することが出来なくなります。

迷惑を掛けられたことは事実、嫌な思いをさせられたことも事実。でも、その相手は、本当にあなたを傷付けようとしていたのでしょうか。

具体的な謝罪はなかったかも知れませんが、相手も詫びたい気持ちを持ち続けていたかも知れません。あなたの捉え方次第で、現実を変えることは出来るのです。

その人との思い出は嫌なものだけ？相手は悪意から行動した？そもそも、なぜ迷惑を掛けられたと感じているのか？

許すことは人生の課題であり脳にとっての大いなる喜び。

12. 穏やかな死を迎えるためのメンタルウェルネストレーニング① 最高の人生

人生を花にたとえてみましょう。種から芽を出し、葉を広げ、蕾を付け、やがて綺麗に咲く花です。その花と同じように、あなたもこの世に生を受け、成長し、花を咲かせています。

これまで、暗闇に迷い込んだように、明るい兆しが見えない時期もあったことでしょう。努力が実らず、もがき苦しんだ時期もあったかも知れません。でも、その全てを糧として、あなたの人生を作り上げて来ました。

無駄なことは何一つなく、あらゆる出来事が、今のあなたに必要な経験でした。そのおかげで、あなたにしか生きられない人生を送ることが出来たのです。

花は、枯れて終わりではありません。次の世代の種を残して、生命の流れを受け継いで行きます。あなたの人生にも、まだ続きがあります。

心を開いて毎日を過ごせば、新しい出合いが溢れているはずです。どんなに小さな変化の中にも、喜びの種は根付いています。

生命の連環を担う一員として、あなたにしか伝えられないことを、あなたなりの方法で伝えてみましょう。

最高の人生かどうかは、
あなた自身が決めること。
まずは、今まで生きて来られた
こと自体を肯定する。
そして、あなたの大切な思いを
形にして大切な人に届けよう。

13. 穏やかな死を迎えるためのメンタルウェルネストレーニング② 地球の一員

地球上の生物は、共存共栄しながら生きています。

植物であれば、根を生やして地中から養分を吸い取り、種から芽を出して葉を広げ、太陽光線を利用しながら炭酸同化作用（光合成）で酸素を作り出します。

その酸素が動物を生かして、動物が吐き出す二酸化炭素が、また植物を生かしてくれる。意識するかしないかに関わらず、このような助け合いの循環の中で、全ての生物が生きています。

当たり前ですが、人間も、この生命の環の一員であるという事実に、まずは喜びと感謝を抱きましょう。

これまでにも、人間はたくさんの過ちを犯して来ました。でも、その全てを受け止めて、今日も地球は回り続けています。

この素晴らしい地球を次の世代に繋いで行くことも、今を生きる者の使命です。

小さな一歩でも構いません。少し先の未来にも思いを馳せながら、自分が出来ることを着実に実行して欲しいと思います。

生きとし生けるものと関わりながら今を生きている。
それは過去～未来という視点でも同じこと。
地球に対する感謝と次世代へ繋がる思いを忘れないように。

14. 穏やかな死を迎えるためのメンタルウェルネストレーニング③ ハッピーエンド

2014年9月のことですが、ジャーナリストの立花隆さんが監修された「思索ドキュメント　臨死体験　死ぬとき心はどうなるのか」というドキュメンタリー番組がNHKで放送されました。

その番組では、医学的には死を迎えたにも関わらず生き返った人、いわゆる臨死体験をした人を世界中に訪ねて、インタビュー取材した内容が紹介されていました。

そこで語られる内容については、人それぞれ異なるところもある一方、面白いことに共通している部分もありました。

例えば、綺麗な花畑があり、そこを歩いて行くと、既に亡くなった親戚が出迎えてくれた。真っ暗なトンネルの中を進んで行くと、急に明るく開けた世界が現れて綺麗だったなど。

そして、その内容を色々な科学者が分析して、あの世はあっても不思議ではないという立場の人もいれば、あの世は絶対にないという立場の人もいる。

残念ながら、どちらが正しいという結論には至りませんでしたが、臨死体験者が語っていた内容で印象に残っていることがあります。それは、死を迎えても痛みや苦しみといった心理状態にはならず、むしろ、心地よさや明るい気持ちを感じていたということです。

皆さんは、死に対して、どのようなイメージをお持ちでしょうか。縁起が悪いのか、死についての語りは避けられることも多く、イメージが固定化されがちです。

当然のことですが、私たちは死を経験することが出来ません。したがって、死は未知のことであり、そのことと固定化されたイメージとが相まって、不安や恐怖を増長させているようにも思えます。

そう考えると、死に逝く過程でどのような変化が起こるのか、本当に死後の世界はあるのかなど、たった一度しか味わえない経験を楽しむためのメンタルリハーサルが役に立つかも知れません。

臨死体験者の言葉から、死に対する希望を感じてみてはいかがでしょうか。

作られたイメージで死を捉えていないだろうか?
未知だからこそ期待を持って臨むことも出来るはず。
MWTの集大成となる瞬間に向けて日頃からトレーニングを。

chapter 4

CD読み上げマニュアル

終活のための メンタルウェルネストレーニング

志賀一雅です。終活のためのメンタルウェルネストレーニングという、いささか変わったプログラムを提案いたします。

私は今年で80歳になります。父が81歳でこの世を去りましたのでDNA的にはそろそろ寿命かなと覚悟をしています。人生の一度しかないイベントですから、何も知らずにこの世を去るのはもったいないので、喜びと感謝の気持ちを味わいながら他界したいと思っています。そのためには突然の臨終を迎えるのではなくメンタルにリハーサルしておくのが効果的です。

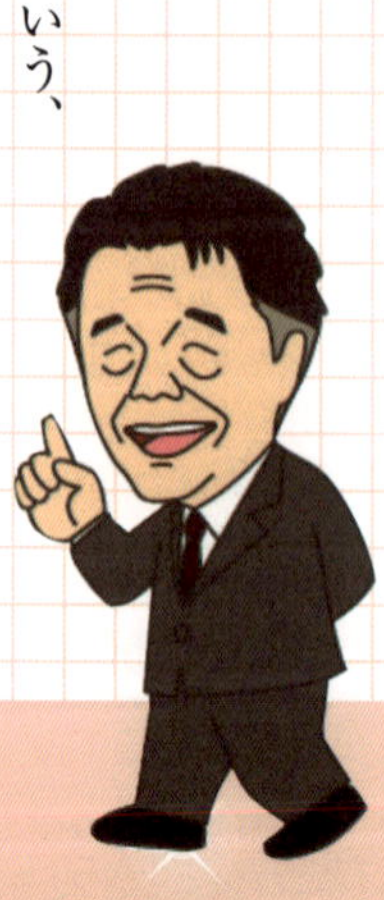

まずは準備です。内観と云う手法が参考になります。 http://naikanhou.com/

内観を体験されていない方は1週間の時間を用意して体感されることをお薦めします。そのうえで出会った人に対して、出会ってから5年～10年に区切りお世話になったこと、お返ししたこと、ご迷惑をおかけしたことを調べます。そして心から出会いの喜びと感謝の気持ちを味わいます。喧嘩別れしてしまった人へは、例え相手が悪いとしても心の中でお詫びしておきます。

身近な人に対しては、これまで一緒に過ごしてきた喜びと感謝の気持ちを味わい、これからも元気で幸せに過ごしている状況を想像しながら「よかった、ありがとう」と思います。

以上の考えに基づいて終活のためのメンタルウェルネストレーニングを提案いたしますので実践してください。

ＣＤ収録トラック

1．従病《しょうびょう》のためのMWT
2．痛みを気にならなくするためのMWT
3．リハビリ促進のためのMWT① ストレスの克服
4．リハビリ促進のためのMWT② 健康な睡眠
5．再発予防のためのMWT
6．前向きに生きるためのMWT① これからの人生
7．前向きに生きるためのMWT② 完治のイメージ
8．家族に贈るMWT
9．パートナーに贈るMWT
10．迷惑をかけた人へのMWT
11．迷惑をかけられた人へのMWT
12．穏やかな死を迎えるためのMWT① 最高の人生
13．穏やかな死を迎えるためのMWT② 地球の一員
14．穏やかな死を迎えるためのMWT③ ハッピーエンド

1．従病《しょうびょう》のためのメンタルウェルネストレーニング

今から「従病のためのメンタルウェルネストレーニング」を行います。

座っても横になっても構いませんので、眠らない程度にリラックスした姿勢で行います。手の平は上向きにして、体の力を抜き、軽く目を閉じましょう。

大きくゆっくりと深呼吸を3回します。息を吸いながら「よかった」、息を吐きながら「ありがとう」です。

今、心と体はリラックスして、気持ちが落ち着いています。手やお腹の温かさ、額の涼しさを感じています。

年齢と共に様々な病気に罹ることもありますが、リラックスした状態を体験することで、自律機能のバランスが整い、自然治癒力も高まり、免疫力も向上します。

今、病気に罹っている人は、「まぁいいか、なんとかなる、よくなる、きっとよくなる」と思うようにしてください。

病気との共生が人生を豊かにすることを実感しながら、「よかった～ありがとう」と思いましょう。そう思うことで、病を受け入れながらも、心身ともに健全な方向に向かうことができます。

それでは、目を閉じたまま、全身に力を入れて大きく伸びをします。そして、ゆっくりと息を吐きながら全身の力を抜き、目を開けましょう。爽やかな気持ちで、とても健康です。頭がすっきりと冴えてきます。

2．痛みが気にならなくなるメンタルウェルネストレーニング

今から「痛みが気にならなくなるメンタルウェルネストレーニング」を行います。

座っても横になっても構いませんので、眠らない程度にリラックスした姿勢で行います。手の平は上向きにして、体の力を抜き、軽く目を閉じましょう。

大きくゆっくりと深呼吸を3回します。息を吸いながら「よかった」、息を吐きながら「ありがとう」です。

今、心と体はリラックスして、気持ちが落ち着いています。手やお腹の温かさ、額の涼しさを感じています。

この状態で、「痛みは気にならない」、「イライラは何でもない」と思い、気持ちを落ち着かせます。そして、「よかった～ありがとう」と、満足感と感謝の気持ちに浸ってください。

不快な状態になった時には、「まぁいいか、なんとかなる、よくなる、きっとよくなる」と思うようにします。そして、「よかった～ありがとう」と思いながら、笑顔で過ごしている自分を想像すると、いつの間にか、痛みやイライラが和らいでいることに気がつくでしょう。

この練習を繰り返すことで、痛みやイライラに陥りそうになった時でも、反射的にリラックスして、痛みやイライラが緩和される状態になります。

それでは、目を閉じたまま、全身に力を入れて大きく伸びをします。そして、ゆっくりと息を吐きながら全身の力を抜き、目を開けましょう。爽やかな気持ちで、とても健康です。頭がすっきりと冴えてきます。

3．リハビリ促進のためのメンタルウェルネストレーニング①ストレスの克服

今から「リハビリ促進のためのメンタルウェルネストレーニング①ストレスの克服」を行います。

座っても横になっても構いませんので、眠らない程度にリラックスした姿勢で行います。手の平は上向きにして、体の力を抜き、軽く目を閉じましょう。

大きくゆっくりと深呼吸を3回します。息を吸いながら「よかった」、息を吐きながら「ありがとう」です。

今、心と体はリラックスして、気持ちが落ち着いています。手やお腹の温かさ、額の涼しさを感じています。

日頃のリハビリにストレスを感じていますか？リハビリに限らず、ストレスは生命体にとって大切な刺激で、もしストレスがなくなれば、心や体の機能は退化して、生きていけなくなります。ストレスがあるからこそ、適応力が育まれ、様々な環境においても逞しく生きていける、知恵や意欲、力が湧いてくるのです。

では、リハビリを行っている時、「何となく面白そう」、「状態がどんどん良くなっていく」と、期待感や喜びを感じている自分を想像してみましょう。そして、リハビリを楽しく終え、そのリハビリが確実に進んでいる情景を想像して、満足感に浸ります。

現在実施しているリハビリは、新たな人生を歩むためのプロセスで、その機会を経験できていることに、「よかった～ありがとう」と思ってください。

それでは、目を閉じたまま、全身に力を入れて大きく伸びをします。そして、ゆっくりと息を吐きながら全身の力を抜き、目を開けましょう。爽やかな気持ちで、とても健康です。頭がすっきりと冴えてきます。

4．リハビリ促進のためのメンタルウェルネストレーニング②健康な睡眠

今から「リハビリ促進のためのメンタルウェルネストレーニング②健康な睡眠」を行います。

座っても横になっても構いませんので、眠らない程度にリラックスした姿勢で行います。手の平は上向きにして、体の力を抜き、軽く目を閉じましょう。

大きくゆっくりと深呼吸を3回します。息を吸いながら「よかった」、息を吐きながら「ありがとう」です。

今、心と体はリラックスして、気持ちが落ち着いています。手やお腹の温かさ、額の涼しさを感じています。

現在実施しているリハビリと共に、脳や細胞を活性化させるためには、毎日の健康な睡眠が不可欠です。その健康な睡眠は、眠る前の満足感によって得られますので、寝つきが悪い人はもちろん、寝つきがよい人も、眠りにつく直前のほんの数秒でよいので実践してください。

では、夜寝る場面を想像してみましょう。布団に入ったら余計なことは考えず、深呼吸をして、息を吸いながら「よかった」と満足感を味わい、息を吐きながら「ありがとう」と感謝の気持ちに浸ります。これを日々実践するだけでも、睡眠の質が高まり、リハビリの成果も更に期待できるようになります。

それでは、目を閉じたまま、全身に力を入れて大きく伸びをします。そして、ゆっくりと息を吐きながら全身の力を抜き、目を開けましょう。爽やかな気持ちで、とても健康です。頭がすっきりと冴えてきます。

５．再発予防のためのメンタルウェルネストレーニング

今から「再発予防のためのメンタルウェルネストレーニング」を行います。

座っても横になっても構いませんので、眠らない程度にリラックスした姿勢で行います。

手の平は上向きにして、体の力を抜き、軽く目を閉じましょう。

大きくゆっくりと深呼吸を3回します。息を吸いながら「よかった」、息を吐きながら「ありがとう」です。

今、心と体はリラックスして、気持ちが落ち着いています。手やお腹の温かさ、額の涼しさを感じています。

生きていれば、病気はつきものです。でも、病気に罹ることは、今まで気がつかなかったことに気づける、大きなチャンスでもあります。そのチャンスを与えられたこと、そして、病気を克服できた自分に、喜びと誇りを感じましょう。

もし、病気が再発する不安に襲われそうになった時でも、「まぁいいか、なんとかなる、よくなる、きっとよくなる」と、気持ちを切り替えられている自分を想像してください。

そして、健康な生活を取り戻せたことに、「よかった〜ありがとう」と、喜びと感謝を感じて、支えてくれた人々と共に、毎日を笑顔で気持ちよく過ごせている情景を思い浮かべてみましょう。

それでは、目を閉じたまま、全身に力を入れて大きく伸びをします。そして、ゆっくりと息を吐きながら全身の力を抜き、目を開けましょう。爽やかな気持ちで、とても健康です。頭がすっきりと冴えてきます。

6．前向きに生きるための メタルウェルネストレーニング① これからの人生

今から「前向きに生きるためのメンタルウェルネストレーニング①これからの人生」を行います。

座っても横になっても構いませんので、眠らない程度にリラックスした姿勢で行います。手の平は上向きにして、体の力を抜き、軽く目を閉じましょう。

大きくゆっくりと深呼吸を3回します。息を吸いながら「よかった」、息を吐きながら「ありがとう」です。

今、心と体はリラックスして、気持ちが落ち着いています。手やお腹の温かさ、額の涼しさを感じています。

この状態で、今一番やりたいこと、気になることをイメージしてみましょう。

自分の人生の主役は、あなた自身であり、自分の人生は、あなただけが作り出せるものです。何かに挑戦することも、何かを解決することも、全て、あなたの手の中にあります。せっかくの人生ですから、思いっきり自由な気持ちで、心から幸せと思える状態を想像してみましょう。

そして、そのイメージが現実となり、「よかった」と心から満足している自分を想像してください。

また、周りの人も一緒に喜んでくれている情景を想像して、「ありがとう」と感謝の気持ちに浸ります。

それでは、目を閉じたまま、全身に力を入れて大きく伸びをします。そして、ゆっくりと息を吐きながら全身の力を抜き、目を開けましょう。爽やかな気持ちで、とても健康です。頭がすっきりと冴えてきます。

7．前向きに生きるためのメンタルウェルネストレーニング②完治のイメージ

今から「前向きに生きるためのメンタルウェルネストレーニング②完治のイメージ」を行います。

座っても横になっても構いませんので、眠らない程度にリラックスした姿勢で行います。手の平は上向きにして、体の力を抜き、軽く目を閉じましょう。

大きくゆっくりと深呼吸を3回します。息を吸いながら「よかった」、息を吐きながら「ありがとう」です。

今、心と体はリラックスして、気持ちが落ち着いています。手やお腹の温かさ、額の涼しさを感じています。

この状態で、意識を額の前方に向け、そこに自然の美しい情景を映し出してみましょう。

まずは、赤の情景です。遠く水平線の彼方に沈む夕日を、思い浮かべてください。太陽の光に反射して輝く海、あたかもそこにいるかのような気分に浸り、込み上げてくる感動を味わいます。

続いて、緑の情景です。森の中を歩いています。そよ風で木の葉が揺れ、額にも涼しい風を感じています。

今度は、青の情景です。海や湖の水面が風に揺れ、光がキラキラと反射しています。

今、心と体はリラックスしています。このような心地よい気分の時には、意識と潜在意識が統合されるため、イメージした望みの状態を実現しようと、脳全体が働き始めます。そこで例えば、病気が完治して、健康な日常を取り戻したイメージを描きながら、「よかった～ありがとう」と、喜びと感謝の気持ちに浸るとよいでしょう。

それでは、目を閉じたまま、全身に力を入れて大きく伸びをします。そして、ゆっくりと息を吐きながら全身の力を抜き、目を開けましょう。爽やかな気持ちで、とても健康です。頭がすっきりと冴えてきます。

8．家族に贈るメンタルウェルネストレーニング

今から「家族に贈るメンタルウェルネストレーニング」を行います。

座っても横になっても構いませんので、眠らない程度にリラックスした姿勢で行います。
手の平は上向きにして、体の力を抜き、軽く目を閉じましょう。

大きくゆっくりと深呼吸を3回します。息を吸いながら「よかった」、息を吐きながら「ありがとう」です。

今、心と体はリラックスして、気持ちが落ち着いています。手やお腹の温かさ、額の涼しさを感じています。

この状態で、これまであなたが「家族にしてもらったこと」を思い出してください。

毎日は忙しく過ぎていき、すれ違ったことや不愉快な思いをしたこと、時にはケンカをしたこともあったでしょう。でも、家族と過ごした時間は、掛け替えのないもので、みんなが、心の奥底に愛情を抱いていたはずです。

続いて、これまであなたが「家族にしてあげたこと」を思い出してください。

言葉はなくとも、あなたがしてあげたどんな小さなことにも、家族は心から喜びを感じていたはずです。

今度は、これまであなたが「家族に迷惑をかけたこと」を思い出してください。

様々な思いが去来しているかも知れません。でもそれは、この家族の一員として生きてきたからこそ、経験できたことです。心からの思いを込めて、「よかった～ありがとう」と、喜びと感謝の気持ちに浸りましょう。

きっとあなたの家族も、今のあなたと同じ気持ちでいるはずです。

それでは、目を閉じたまま、全身に力を入れて大きく伸びをします。そして、ゆっくりと息を吐きながら全身の力を抜き、目を開けましょう。爽やかな気持ちで、とても健康です。頭がすっきりと冴えてきます。

9．パートナーに贈るメンタルウェルネストレーニング

今から「パートナーに贈るメンタルウェルネストレーニング」を行います。

座っても横になっても構いませんので、眠らない程度にリラックスした姿勢で行います。手の平は上向きにして、体の力を抜き、軽く目を閉じましょう。

大きくゆっくりと深呼吸を3回します。息を吸いながら「よかった」、息を吐きながら「ありがとう」です。

今、心と体はリラックスして、気持ちが落ち着いています。手やお腹の温かさ、額の涼しさを感じています。

この状態で、あなたのパートナーを思い浮かべてください。あなたのパートナーは、どのような人ですか？あなたのパートナーにとって、あなたはどのような存在ですか？

次に、あなたとパートナーとの将来を想像してみましょう。お互いが相手を信頼し、尊重し合っています。最高のパートナーと出会えて、幸せ一杯です。一緒にいるだけで、心も体も癒されていきます。

周りの人との関係も良好で、とても満たされた気分です。「よかった～ありがとう」と、満足感と感謝の気持ちが溢れてきます。

相手は、あなたの写し鏡です。パートナーが喜ぶ姿をイメージしながら、思いやりを大切にして、毎日を過ごしましょう。

それでは、目を閉じたまま、全身に力を入れて大きく伸びをします。そして、ゆっくりと息を吐きながら全身の力を抜き、目を開けましょう。爽やかな気持ちで、とても健康です。頭がすっきりと冴えてきます。

10. 迷惑を掛けた人へのメンタルウェルネストレーニング

今から「迷惑を掛けた人へのメンタルウェルネストレーニング」を行います。

座っても横になっても構いませんので、眠らない程度にリラックスした姿勢で行います。

手の平は上向きにして、体の力を抜き、軽く目を閉じましょう。

大きくゆっくりと深呼吸を3回します。息を吸いながら「よかった」、息を吐きながら「ありがとう」です。

今、心と体はリラックスして、気持ちが落ち着いています。手やお腹の温かさ、額の涼しさを感じています。

この状態で、これまでの人生で「迷惑をかけた人」を思い浮かべてください。たとえ相手が悪かったとしても、メンタルにお詫びをしておきましょう。

それでは、あなたの目の前に、迷惑をかけた相手がいるところを想像してください。それは、あなたの脳の中に記憶している、相手の情報です。その相手に、心からのお詫びを伝えてみましょう。

そして、その相手が、にこやかな表情であなたを許してくれている情景を想像します。その情景を思い浮かべながら、「よかった～ありがとう」と、心からの喜びと感謝の気持ちに浸りましょう。しばらく、その満ち足りた気分を味わっていてください。

それでは、目を閉じたまま、全身に力を入れて大きく伸びをします。そして、ゆっくりと息を吐きながら全身の力を抜き、目を開けましょう。爽やかな気持ちで、とても健康です。頭がすっきりと冴えてきます。

11．迷惑を掛けられた人へのメンタルウェルネストレーニング

今から「迷惑を掛けられた人へのメンタルウェルネストレーニング」を行います。

座っても横になっても構いませんので、眠らない程度にリラックスした姿勢で行います。手の平は上向きにして、体の力を抜き、軽く目を閉じましょう。

大きくゆっくりと深呼吸を3回します。息を吸いながら「よかった」、息を吐きながら「ありがとう」です。

今、心と体はリラックスして、気持ちが落ち着いています。手やお腹の温かさ、額の涼しさを感じています。

この状態で、これまでの人生で「迷惑をかけられた人」を思い浮かべてください。たとえ相手が酷い人だったとしても、メンタルに許しておきましょう。

それでは、あなたの目の前に、迷惑をかけられた相手がいるところを想像してください。それは、あなたの脳の中に記憶されている、相手の情報です。その相手を、心から許してあげましょう。

そして、にこやかな表情で、お互いに睦まじくしている情景を想像します。その情景を思い浮かべながら、「よかった～ありがとう」と、心からの喜びと感謝の気持ちに浸りましょう。しばらく、その満ち足りた気分を味わっていてください。

それでは、目を閉じたまま、全身に力を入れて大きく伸びをします。そして、ゆっくりと息を吐きながら全身の力を抜き、目を開けましょう。爽やかな気持ちで、とても健康です。頭がすっきりと冴えてきます。

12. 穏やかな死を迎えるためのメンタルウェルネストレーニング①最高の人生

今から「穏やかな死を迎えるためのメンタルウェルネストレーニング①最高の人生」を行います。

座っても横になっても構いませんので、眠らない程度にリラックスした姿勢で行います。

手の平は上向きにして、体の力を抜き、軽く目を閉じましょう。

大きくゆっくりと深呼吸を3回します。息を吸いながら「よかった」、息を吐きながら「ありがとう」です。

今、心と体はリラックスして、気持ちが落ち着いています。手やお腹の温かさ、額の涼しさを感じています。

この状態で、透明で温かい水に浮かんでいる自分をイメージしてみましょう。暖かい太陽の光に照らされて、エネルギーが体中に満ちてくるようです。とても心地よく感じます。

今の自分は、これから大きく成長する花の種であると想像してみましょう。透明な水と太陽の光に包まれて、ゆっくりと芽を出し、やがて茎を出します。

その茎を、太陽に向かって伸ばしていきましょう。大きな葉も付きました。さぁこれから、花を咲かせる準備をしましょう。小さな蕾が膨らんでいきます。空は青空、そよ風が心地よく吹いています。暖かい日差しを一杯に浴びながら、ついに花が咲きました。そして、その花の真ん中に、あなたが立っています。

様々な経験を通じて、あなたは最高の人生を作り上げてきました。そしてこれからも、なりたい自分になることができます。

それでは、目を閉じたまま、全身に力を入れて大きく伸びをします。そして、ゆっくりと息を吐きながら全身の力を抜き、目を開けましょう。爽やかな気持ちで、とても健康です。頭がすっきりと冴えてきます。

13．穏やかな死を迎えるためのメンタルウェルネストレーニング②　地球の一員

今から「穏やかな死を迎えるためのメンタルウェルネストレーニング②地球の一員」を行います。

座っても横になっても構いませんので、眠らない程度にリラックスした姿勢で行います。

手の平は上向きにして、体の力を抜き、軽く目を閉じましょう。

大きくゆっくりと深呼吸を3回します。息を吸いながら「よかった」、息を吐きながら「ありがとう」です。

今、心と体はリラックスして、気持ちが落ち着いています。手やお腹の温かさ、額の涼しさを感じています。

この状態で深く息を吸うと、地球上の植物が生み出すエネルギーが、あなたの体一杯に満たされていきます。そして、あなたの吐く息が、その植物の栄養になるところを想像してください。

空や海、山や川、植物や動物、そして私たち人間も、地球の一員として、この瞬間を過ごしています。地球上の全ての存在は、助け合い支え合いながら、循環して生きています。

自分が生きている現在、そして、子ども達が大きくなった後の未来においても、地球は私達と共にあります。

この素晴らしい地球に生まれてくることができて「よかった」、そして、いつも当たり前のようにそこにある自然と、今ここで生きていられる自分に感謝の気持ちを込めて、「ありがとう」と思いながら、胸の奥の温かみを感じてください。

何も心配はいりません。今までもそうでしたし、これからも「よくなる、きっとよくなる」と思うことで、あなたの望む通りになっていきます。

それでは、目を閉じたまま、全身に力を入れて大きく伸びをします。そして、ゆっくりと息を吐きながら全身の力を抜き、目を開けましょう。爽やかな気持ちで、とても健康です。頭がすっきりと冴えてきます。

14. 穏やかな死を迎えるためのメンタルウェルネストレーニング③ハッピーエンド

今から「穏やかな死を迎えるためのメンタルウェルネストレーニング③ハッピーエンド」を行います。

座っても横になっても構いませんので、眠らない程度にリラックスした姿勢で行います。

手の平は上向きにして、体の力を抜き、軽く目を閉じましょう。

大きくゆっくりと深呼吸を3回します。息を吸いながら「よかった」、息を吐きながら「ありがとう」です。

今、心と体はリラックスして、気持ちが落ち着いています。手やお腹の温かさ、額の涼しさを感じています。

死は、誰もが経験することですが、それは、悲しいことでも怖いことでもありません。死は、人生最後の喜びと感謝であり、その貴重で素晴らしい瞬間を、これからあなたも体験することができます。

人生最後の瞬間に、それまで関わりを持つことができた人たちと時間を共有しながら、出会えて「よかった～ありがとう」と喜び合っている情景を想像して、心からの満足感と感謝の気持ちに浸りましょう。

二度とない人生です。自作自演ですから、悲喜こもごも。でも、ハッピーエンドをイメージして、潜在意識に刻み込んでおきましょう。

それでは、目を閉じたまま、全身に力を入れて大きく伸びをします。そして、ゆっくりと息を吐きながら全身の力を抜き、目を開けましょう。爽やかな気持ちで、とても健康です。頭がすっきりと冴えてきます。

プロフィール

志賀 一雅（脳力開発研究所 相談役）
（一般社団法人メンタルウェルネストレーニング協会　会長）

日本において最初に脳波の「アルファ波」を3種類に分け、ファストα波、ミッドα波、スローα波と質的な違いを提唱した。
1961年電気通信大学卒業後、松下技研に勤務。東京大学工学部計数工学科研究員を兼務しながら、脳波研究に没頭。 83年脳力開発研究所設立。パソコンを利用した脳波分析装置を開発し、大学や企業の研究所へ提供。アルファ波を指標としたメンタルトレーニング指導で、日本航空、日本IBM、NTTなど、大手企業の脳力開発研修において高い評価を得る。
2008・2009年文部科学省より委託を受け「専門学校教職員、学生のためのメンタルヘルス・脳力開発プログラム」を開発、その後、学校や企業に向けての「メンタルウェルネストレーニング推進プロジェクト」を総合監修。
著書は「全身の疲れがスッキリ取れる本（三笠書房）」など多数。2011年3月に米国HHS（米国保険社会福祉省）大統領諮問機関より、長年にわたる脳波とメンタルトレーニングの研究、実践に対しGOLDAWARD（金賞）を授与される。2015年にはステージ３の大腸がんを克服し現在もさまざま研究と講演活動を実施している。

住友 大我（脳力開発研究所 代表取締役 所長）
（一般社団法人メンタルウェルネストレーニング協会　副会長）

76年東京生まれ。青山学院大学国際政治経済学部卒。日本工学院専門学校、日本工学院八王子専門学校、国際トラベル・ホテル・ブライダル専門学校非常勤講師。平成20・21年度　文部科学省委託「専修学校教育重点支援プラン」教育プログラム開発分科会メンバー。2014年より志賀一雅博士の後任として脳力開発研究所の2代目代表取締役所長に就任。現在はメンタルトレーニングの研究、指導及び専門学校を対象とした「脳力開発トレーニング指導」におけるプログラム作成、教材開発、脳力開発トレーニング授業を担当。また、MWT監修助手、首席指導講師として全国の企業や学校においての講演や実践指導をする。

終活のためのメンタルトレーニング

**～病気・痛み・死に心穏やかに臨み
理想的な人生の幕引きを試みる～**

2017年10月11日　初版　第１刷発行

著　　　者　志賀一雅
発 行 者　端　晶弘
発 行 所　株式会社エコー出版
〒196-0033 東京都昭島市東町1-16-11　TEL. 042-524-8181　FAX. 042-527-4193
印刷・製本　株式会社ハタ技術研究社
〒205-0002 東京都羽村市栄町3-3-5　TEL. 042-554-1321　FAX. 042-554-2723

©2017 Printed in Japan
乱丁・落丁本はお取り替えいたします。

ISBN978-4-904446-58-4 C0000 ¥1500E